BEI GRIN MACHT SICH IHR WISSEN BEZAHLT

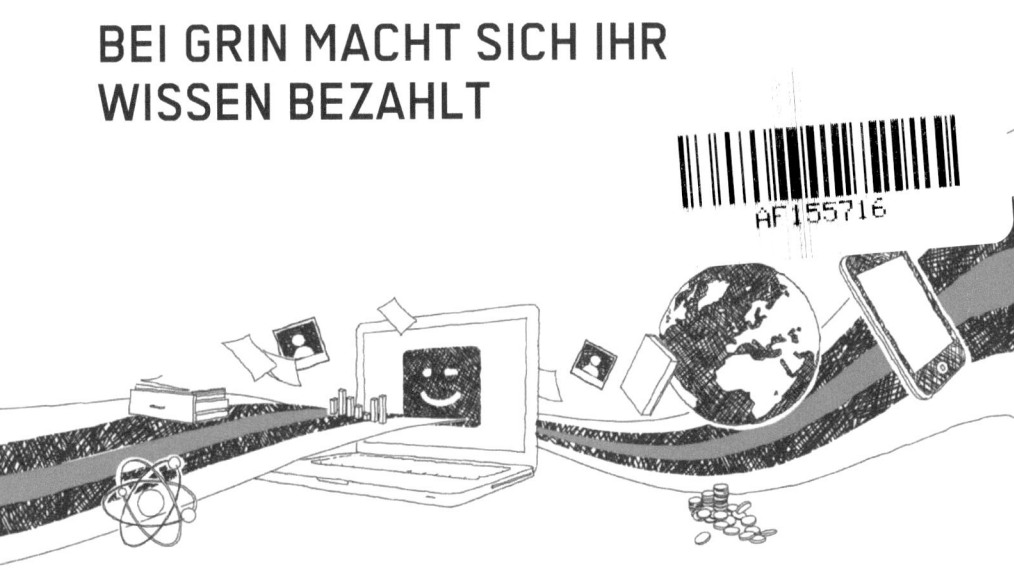

- Wir veröffentlichen Ihre Hausarbeit,
  Bachelor- und Masterarbeit

- Ihr eigenes eBook und Buch -
  weltweit in allen wichtigen Shops

- Verdienen Sie an jedem Verkauf

Jetzt bei www.GRIN.com hochladen und kostenlos publizieren

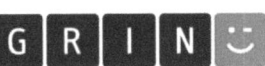

Burnout bei Führungskräften. Ursache, Verlauf und Prävention

Lavinia Vasilev

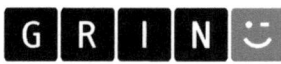

Bibliografische Information der Deutschen Nationalbibliothek:

Die Deutsche Nationalbibliothek verzeichnet diese Publikation in der Deutschen Nationalbibliografie; detaillierte bibliografische Daten sind im Internet über http://dnb.d-nb.de abrufbar.

ISBN: 9783346222343
Dieses Buch ist auch als E-Book erhältlich.

© GRIN Publishing GmbH
Nymphenburger Straße 86
80636 München

Druck und Bindung: Books on Demand GmbH, Norderstedt Germany
Gedruckt auf säurefreiem Papier aus verantwortungsvollen Quellen

Das Buch bei GRIN: https://www.grin.com/document/915503

FOM Hochschule für Oekonomie & Management

Hochschulzentrum Hagen

Berufsbegleitender Studiengang Business Administration

5. Semester

Seminararbeit im Fach „HR Management"

über das Thema

Burnout bei Führungskräften - Ursache, Verlauf und Präventionen

von

Lavinia Vasilev

Abgabedatum: 15.06.2020

Inhaltsverzeichnis

Abkürzungsverzeichnis

ICD   International Statistical Classification of Diseases and Related Health Problems

z. B.   Zum Beispiel

d. h.   Das heißt

1. Einleitung

1.1. Problemstellung

Viele Menschen streben vor allem ein Ziel an: Erfolg. Bereits nach dem Abitur geht es los - man beginnt ein Studium an der Universität und das bedeutet Stress: Vorlesungen, Lernen, Klausuren. Ist das Semester geschafft, nutzt man die Semesterferien zum Arbeiten und für Praktika.[1]

Endlich hält man den Abschluss in der Hand! Doch wer erfolgreich sein will, muss jetzt in seinem Job noch mehr leisten. Freiwillige Überstunden, hohes Engagement und keine Schwäche zeigen. Nach ein paar Jahren hat sich die ganze Arbeit und der Stress gelohnt und man ist Top-Manager und ganz oben auf der Karriereleiter angekommen. Doch jetzt heißt es: Arbeiten bis in die Nacht hinein, maximal sechs Stunden Schlaf, auch im Urlaub erreichbar sein, noch mehr arbeiten und sogar wenn man krank ist, hat man keine Zeit sich zu erholen. Zeit zum Verschnaufen gibt es nicht - nicht jetzt, wenn man endlich erfolgreich ist.

Plötzlich wird alles zu viel. Man leistet keine gute Arbeit mehr, distanziert sich von seinen Mitmenschen, man bekommt Schlafstörungen und wird seinen eigenen und den Anforderungen anderer nicht mehr gerecht. Man erleidet einen Burnout. Eine Krankheit, die sich leise einschleicht und für die gerade Führungskräfte viele Kriterien erfüllen. Wenn man die Krankheit erkennt, ist es meist schon zu spät.

Doch woran erkennt man, wann eine Führungskraft erkrankt? Welche Ursache steckt hinter einem Burnout? Welche präventiven Maßnahmen können ergriffen werden, um einen Burnout zu verhindern?

An dieser Stelle, kann man sich auch die Frage stellen, ob das Burnout überhaupt eine ernst zunehmende Krankheit ist. Schließlich ist der Begriff ziemlich „in" und modisch.

---

[1] Aus Gründen der besseren Lesbarkeit wird nachfolgend auf die gleichzeitige Verwendung männlicher und weiblicher Sprachformen verzichtet. Sämtliche Personenbezeichnungen gelten gleichwohl für beiderlei Geschlecht.

Die aufgeführte Problematik wird im Folgenden mit der Intention behandelt, Perspektiven und Handlungsmöglichkeiten für Belastungen am Arbeitsplatz aufzuzeigen.

1.2. Vorgehensweise

Im folgenden Kapitel werden die theoretischen Grundlagen behandelt. Dieses Kapitel teilt sich in zwei separate Theorieteile auf. Im Theorieteil „Burnout" wird im ersten Unterkapitel zunächst der geschichtliche Hintergrund thematisiert. Daraufhin wird der Begriff des Burnouts definiert und beispielsweise zu ähnlichen Krankheiten wie Depressionen abgegrenzt. Bei der Definition werden schon wichtige Merkmale der Krankheit charakterisiert. Daraufhin wird im nächsten Kapitel auf die Ursachen eingegangen mit besonderem Blick auf die situativen Gegebenheiten am Arbeitsplatz. Im letzten Unterkapitel zur Thematik Burnout wird der Krankheitsverlauf beschrieben. Im nächsten Kapitel wird die Führungskraft definiert und der Arbeitsalltag thematisiert. Danach wird auf die besondere Anfälligkeit dieser Kohorte eingegangen, indem beide Theorieteile zusammengelegt werden: die Thematik Burnout bei Führungskräften wird behandelt. Der Praxisteil und somit das 3. Kapitel handelt insbesondere von der Vermeidung eines Burnouts bei Führungskräften. Wie erkennt man erste Anzeichen bevor oder während ein Burnout eintritt? Des Weiteren wird der Umgang mit den benannten Symptome und weitere Präventionen thematisiert. Daraus werden dann im letzten Unterkapitel im Praxisteil mögliche präventive Maßnahmen für Unternehmen gezogen. Zuletzt wird ein Fazit mit besonderen Augenmerk auf die Leitfragen gezogen.

2. Theoretische Grundlagen

2.1 Burnout

2.1.1 Geschichtlicher Hintergrund

Das Phänomen des Burnouts findet seinen Ursprung in helfenden Berufen. Erstmalig definierte der Psychoanalytiker Herbert Freudenberger die Symptome im Jahr 1974 in einem Artikel in einer Fachzeitschrift.[2] Er charakterisierte das Burnout-Syndrom anhand

---

[2] Vgl. *Hillert, A.*, Burnout Geschichte, o. J., o. S.

von Beobachtungen an sich selbst. Aufgrund einer schweren Jugend, die er eine zeitlang sogar auf der Straße verbrachte, hatte der Psychoanalytiker hohe Anforderungen an sich selbst und spürte eine große Verantwortung für Randgruppen. Neben seinem zehnstündigem Arbeitsalltag engagierte er sich aufgrund seines hohen sozialen Ethos ehrenamtlich für diese hilfsbedürftigen Menschen. Er behandelte seine Klienten bis in die Nacht hinein, um seinen eigenen hohen Anforderungen gerecht zu werden. Er war permanentem Stress ausgesetzt. Es kam allmählich zu Rollenkonflikten. Er hatte das Gefühl, er kümmere sich nicht mehr genug um seine Familie. Er fühlte emotionale Erschöpfung und Zynismus begleitend von physischen Beschwerden. Er vollbrachte seine Arbeit nicht mehr so gut wie früher. Es entwickelte sich eine Streben gegen die Arbeit - eine Überforderung. Diese Symptome sind bis heute bedeutend bei der Diagnose Burnout.[3]

2.1.2 Begriffsdefinition & -abgrenzung

Es gibt keine einheitliche Definition für das Burnout-Syndrom. Wörtlich übersetzt aus dem Englischen beschreibt das Burnout einen Zustand des „Ausbrennens" bei Menschen. Zu Zeiten von Freudenberger forschte die amerikanische Professorin für Psychologie Christina Maslach weiterhin auf dem Gebiet. Sie erstellte einen Fragebogen, welcher die Merkmale des Burnouts zusammenfasste.[4] Das Burnout schließt sich nach ihrer Definition aus drei Bestandteilen zusammen. Zum einen spürt der Betroffene eine emotionale Erschöpfung sowie physische Ermüdung, d. h. er ist überfordert mit den Anforderungen sowie Gegebenheiten seines Berufs und kann sich davon nicht erholen. Das zweite Ausprägungsmerkmal ist die Depersonalisierung. Dieses Merkmal meint den zynischen, distanzierten Umgang mit sozialen Kontakten auf der Arbeit, beispielsweise mit Klienten oder Arbeitskollegen. Gleichzeitig verringert sich die Leistungsbereitschaft, welches das 3. Merkmal wäre.[5]

---

[3] Vgl. *Storch, M.*, Burnout ade, 2018, S. 157ff.

[4] Vgl. *Maslach, C.*, Fragebogen Burnout, 1986, o. S.

[5] Vgl. *Storch, M.*, Burnout ade, 2018, S. 160f.

Bis der Betroffene diesen Zustand mit den beschriebenen Merkmalen erreicht, ignoriert er über einen längeren Zeitraum Anzeichen der Erschöpfung und Überforderung. Es ist ein schleichender Prozess, welcher aus medizinischer Sicht zu einer Hyperstressreaktion führt. [6]

Oft werden Burnout und Depressionen im Alltag verwechselt und für das selbe Krankheitsbild verwendet - dem ist aber nicht so. Das Burnout schließt immer noch den beruflichen Aspekt mit ein. [7]

Und obwohl das Burnout einen Krankheitszustand beschreibt, ist das Syndrom nicht als Krankheit im ICD von der Weltgesundheitsorganisation eingetragen. Jedoch sollte dem Betroffenen bei einer Diagnose vom Gesundheitssystem geholfen werden, denn es können andere psychische oder physische Erkrankungen durch das Burnout ausgelöst werden. [8]

2.1.3 Ursachen für ein Burnout

Es gibt nicht „die" eine Ursache, welche zu einem Burnout führt, sondern es ist ein Zusammenspiel aus mehreren Komponenten. Wesentlich hierbei sind zum einen die personenbezogenen Möglichkeiten und Anforderungen und zum anderen die situativen Gegebenheiten. Sind die genannten Faktoren unvereinbar und hindern den Betroffenen beim Bewältigen seines Alltags, kommt es zum sogenannten Ausbrennen. Wichtig hierbei ist, dass man die Ursachen nicht pauschalisieren kann. Jedes Individuum reagiert unterschiedlich. So kann es sein, dass eine Person mit offensichtlich jahrelangem hohem Druck glücklich die Rente erreicht, während eine andere Person in der selben Situation schon in den ersten Jahren im Beruf ausbrennt. [9]

Um die situativen und personenbezogenen Faktoren besser zu verstehen, gibt es ein Modell, welches die Grundbedürfnisse des Menschen thematisiert. Der Psychologe

---

[6] Vgl. *Schermann, U.*, Stress und Burnout in Organisationen, 2015, S.8.

[7] Vgl. *Schuh, H.*, Burnout am Arbeitsplatz, 2013, S. 159f.

[8] Vgl. *Schermann, U.*, Stress und Burnout in Organisationen, 2015, S.22.

[9] Vgl. *Hillert, A.*, Ursachen Burnout, o. J., o. S.

Klaus Grawe entwickelt dieses Modell im Jahr 2004. Wenn diese Bedürfnisse gestillt sind, ist die Basis für eine Bewältigung von Problemen und für ein glückliches Leben gegeben. Der Mensch ist im Einklang mit sich selbst. Er hat eine innere Ruhe und Balance.

Wenn die Bedürfnisse auf Dauer nicht gestillt werden, herrscht ein Ungleichgewicht im Menschen. Der Mensch ist unzufrieden. Das Verletzen der Grundbedürfnisse kann zu Krankheiten führen.[10] [11]

Das erste Grundbedürfnis lautet „das Bedürfnis nach Bindung und Zugehörigkeit". Der Mensch ist ein soziales Wesen und kann nicht alleine leben. Schon in den ersten Jahren wird die Basis von Urvertrauen und Urmisstrauen durch Eltern und Familie gelegt. Erfahrungen mit diesem Bedürfnis bestimmen unsere persönlichen Gegebenheiten, welche wiederum Einfluss auf unsere Bewältigung von Stress und Problemen haben.[12]

Das zweite Grundbedürfnis ist das Bedürfnis nach Kontrolle, Orientierung und Selbstbestimmung. Man möchte weder im privaten Leben noch im Beruf fremdbestimmt leben, sondern Herr seiner Selbst sein. Das bedeutet, je mehr Handlungsspielraum ich auf der Arbeit habe, desto mehr wird dieses Bedürfnis gestillt.[13]

Das dritte Grundbedürfnis ist das Bedürfnis nach Selbstwertschutz und Selbstwerterhöhung. Wenn man sich mit Menschen umgibt, die einen schätzen und loben, wird dieses Bedürfnis gestillt. Auch hier spielt wieder die Kindheit eine Rolle: Wurden die Grundsteine richtig gelegt und hat man ein gesundes Selbstwertgefühl? Wird man durch fehlende Anerkennung von außen schneller gekränkt, da es einem an gesundem Selbstvertrauen fehlt, kann das auch zum schnelleren Eintreten eines Burnout führen.[14]

---

[10] Vgl. *Storch, M.*, Burnout ade, 2018, S. 165.

[11] Vgl. *Grawe, K.*, Neuropsychotherapie, 2004, S. 186ff.

[12] Vgl. *Grawe, K.*, Neuropsychotherapie, 2004, S. 192ff.

[13] Vgl. *Grawe, K.*, Neuropsychotherapie, 2004, S. 230ff.

[14] Vgl. *Grawe, K.*, Neuropsychotherapie, 2004, S. 250ff.

Das vierte Grundbedürfnis lautet „Bedürfnis nach Lustgewinnung und Vermeidung von Unlust". Der Mensch sehnt sich nach erfreulichen Erfahrungen. Diese Gefühle können zum Beispiel ausgelöst werden, in dem man eine schwierige Aufgabe auf der Arbeit gemeistert hat (auf welche man eventuell auch nicht so große Lust hatte) und durch das eigene Belohnungssystem wie auch extrinsisch durch Lob positive Gefühle ausgelöst werden.[15]

Mithilfe dieses Modells lassen sich situative Faktoren im Beruf besser betrachten. Studien zeigen, dass das Arbeitsengagement positiv von den Arbeitsressourcen beeinflusst wird, während die Arbeitsbelastung dies tendenziell negativ beeinflusst. Im Umkehrschluss begünstigen Arbeitsbelastungen einen Burnout während Arbeitsressourcen das Gegenteil bewirken.[16]

Unter Arbeitsressourcen versteht man vor allem die Möglichkeit zum selbstbestimmten Handeln und den Erhalt von sozialer Unterstützung. Sind solche Ressourcen gegeben und somit auch Grundbedürfnisse gestillt, beobachtet man in der Arbeitswelt mehr Vitalität, Hingabe sowie höhere Aufnahmefähigkeit. Die Chance zu einer Identifikation mit dem Job sowie ein erhöhtes Engagement ist gegeben. Sind diese auf Dauer nicht gegeben, kann die Depersonalisierung eintreten - ein Merkmal des Burnouts. Arbeitsbelastungen, wie z.B. Zeitdruck und Arbeitsauslastung, können ebenfalls einen negativen Einfluss haben, denn es führt zu Stress.[17]

Stress wird von einem Stressor ausgelöst und kann in gesunden Maßen den menschlichen Körper zu Höchstleistungen bringen. Kann der Mensch jedoch diesen Stressor auf Dauer nicht bewältigen, wird der Stress chronisch und gefährlich und spielt eine große Rolle beim Entstehen des Burnouts.[18]

---

[15] Vgl. *Grawe, K.,* Neuropsychotherapie, 2004, S. 260ff.

[16] Vgl. *Schmidt, F.,* Burnout und Arbeitsengagement, 2011, S. 24f.

[17] Vgl. *Schmidt, F.,* Burnout und Arbeitsengagement, 2011, S. 25ff.

[18] Vgl. *Storch, M.,* Burnout ade, 2018, S. 168f.

Wenn man auf Dauer seine Ziele nicht erreicht und die Arbeitsaufgaben nicht bewältigen kann aufgrund der hohen Arbeitsbelastungen, verliert man an Kontrolle und Orientierung. Des Weiteren wird man weder extrinsisch noch intrinsisch belohnt und verliert
ohne positive Erfahrungen und Gefühle die Lust, nach der man eigentlich strebt. Die
Grundbedürfnisse sind verletzt.[19]

Ein weiteres Beispiel für Belastungen sind Rollenkonflikte. Erfährt man unterschiedli-
che Anforderungen zum Beispiel seitens Familie und Beruf, führt dies zur Überforderung. Man kann die widersprüchlichen Ziele nicht erfüllen.[20] Vorhandene Arbeitsbelastungen beeinflussen das Entstehen eines Burnouts stärker, als das Fehlen von Ressourcen. Sind die Ressourcen nicht gegeben und die Belastungen zu hoch, führt das zu einer
emotionalen Erschöpfung. [21]

2.1.4 Krankheitsverlauf

Erste Anzeichen am Anfang des schleichenden Prozesses, welcher zu einem Burnout
führt, können erhöhtes Stressempfinden, Erschöpfung und andauernde Müdigkeit sein,
welche durch ein Zusammenspiel aus individuellen und beruflichen Faktoren ausgelöst
werden. Erkennt man diese Anzeichen frühzeitig, hat man in diesem Stadium noch die
Möglichkeit sich zu erholen. Dies führt dann zur Besserung.[22] In diesem Stadium erleidet der Betroffene noch keinen Burnout. Doch selten erkennt man in dieser Phase schon
die Bedrohung, im Gegenteil: Der Betroffene versucht meistens noch mehr Energie auf-
zuwenden, um die Anzeichen zu überspielen.[23]

Ignoriert man jedoch die Anzeichen der Überforderung, wandert man ins nächste Stadium. Bei dem Betroffenen zeigen sich die typischen Symptome wie beispielsweise Zy-

---

[19] Vgl. *Grawe, K.,* Neuropsychotherapie, 2004, S. 185ff.

[20] Vgl. *Schmidt, F.,* Burnout und Arbeitsengagement, 2017, S. 25ff.

[21] Vgl. *Schmidt, F.,* Burnout und Arbeitsengagement, 2017, S. 24.

[22] Vgl. *Schermann, U.* Stress und Burnout in Organisationen, 2015, S. 12f.

[23] Vgl. *Toppharm Apotheke,* Verlauf Burnout, o. J., o. S.

nismus. Es kommt zur Depersonalisierung. Mit diesem Fortschritt helfen keine kurzen Erholungsphasen mehr, die z. B. ein Wochenende lang sind.[24]

Im letzten Stadium spürt der Erkrankte tiefe Verzweiflung. Nun führt der chronifizierte Stress in der Regel zu psychischen Folgekrankheiten wie Depressionen, Suchterkrankungen, Angststörungen. Das Burnout kann durch das Ausschütten von Stresshormonen auch eine Vielzahl von physischen Krankheiten auslösen, beispielsweise Krebs, Schlaganfall, Diabetes.[25]

2.2 Führungskräfte

2.2.1 Eigenschaften & Aufgaben

Eine Führungskraft leitet andere Mitarbeiter und ist dafür verantwortlich mit seinem Bereich Unternehmensziele zu erreichen. Jedoch sind seine Aufgaben konkret nirgends definiert. In der Tätigkeitsbeschreibung stehen ungefähre Aufgaben aber z.b. nicht die Anforderungen der Mitarbeiter und des Unternehmens an ihn. Führungskräfte haben somit die zusätzliche Herausforderung dies herauszufinden und seine Rolle passend zu erfinden.

Grundsätzlich hat er strategisch, mit Augenmerk auf seine Ziele, zu planen, koordinieren und zu organisieren. Er verteilt Aufgaben an seine Mitarbeiter und muss eine gewisse Fachkompetenz mitbringen, um beispielsweise Hilfestellung zu leisten und sein Team voranzubringen. Er muss fordern, fördern und motivieren. Jedoch nicht nur in seinem Team spielt er eine wichtige Rolle, er muss das Team und seine Ergebnisse auch nach außen hin präsentieren. Des Weiteren haben die Geschäftsführer die Anforderung, dass er das Unternehmen voran bringt. Er ist nicht nur ausführend, sondern es werden kreative Lösungsvorschläge und Optimierung von Prozessen und Abläufen erwartet. Noch wichtiger wird dies, wenn die Führungskraft sich weiter hoch arbeiten möchte. Er muss nach innen für sein Team und nach außen glänzen.[26]

---

[24] Vgl. *Schermann, U.* Stress und Burnout in Organisationen, 2015, S. 13.

[25] Vgl. *Toppharm Apotheke*, Verlauf Burnout, o. J., o. S.

[26] Vgl. *Hetzer, D.*, Führung, 2020, o. S.

Neben der Fachkompetenz sind vor allem auch die persönlichen Kompetenzen gefragt. Schafft die Führungskraft es, seine Mitarbeiter von Visionen und Zielen mit einer Leidenschaft zu überzeugen? Hat er eine positive Beziehung zu seinen Mitarbeitern? Bringt er Empathievermögen mit und kann Konflikte lösen? Wird sie akzeptiert und kann sich durchsetzen? Wie man merkt, gibt es reihenweise Anforderungen die eine Führungskraft zu erfüllen hat.[27]

2.2.2 Burnout-Gefährdung

Eine Studie der Unternehmung Hernstein Management Report, welche im März 2017 durchgeführt wurde, befragte 1585 Führungskräfte und Unternehmer, davon 685 in Österreich und 900 in Deutschland. In der Studie wurde die Work-Life-Balance und Burnout-Gefährdung von Führungskräften analysiert. Des Weiteren untersucht die Studie Belastungsfaktoren am Arbeitsplatz.[28]

Rund 57% der befragten Führungskräfte gaben an, eine gesunde Work-Life-Balance zu haben, sowie genug Freizeit, um sich von der Arbeit zu erholen. Es sehen sich jedoch vor allem junge Führungskräfte in der unteren und mittleren Ebene gefährdet. Je jünger eine Führungskraft ist, desto gefährdeter sieht sie sich. Interessant ist, dass je älter die Führungskraft und je höher die Ebene ist, desto eher findet sie die Balance zwischen Arbeit und Privatleben. Man kann annehmen, dass auf den jüngeren mehr Leistungsdruck liegt. Des Weiteren kann man auf oberster Management-Ebene mehr runter delegieren und sich auf Strategisches konzentrieren, während die untere Ebene das Operative übernimmt und sich gleichzeitig hoch arbeiten möchte und deswegen beispielsweise freiwillige Überstunden macht. Außerdem gibt es bei jüngeren Führungskräften im Privatleben noch eher Umbrüche und neue Lebensabschnitte, z. B. durch Familiengründung. In der Regel ist die Faktor bei älteren Managern gefestigter.[29]

---

[27] Vgl. *Experteer,* Eigenschaften Führungskraft, 2018, o. S.

[28] Vgl. *Hernstein Institut für Management und Leadership,* Studie Burnout, 2017, S. 2.

[29] Vgl. *Hernstein Institut für Management und Leadership,* Studie Burnout, 2017, S. 3f.

Während 65% der oberen Management Ebene angibt, genug Zeit für ihre Aufgaben auf der Arbeit zu haben, sehen das von der unteren Management-Ebene nur 44% so. Explizit Stress im Beruf empfinden 37% der Befragten. Mehr als die Hälfte (53%) geben an, dass sie sich in Ihrer Freizeit noch gedanklich mit der Arbeit beschäftigen. Ein Drittel aller Befragten sieht sich sogar selbst als burnout-gefährdet. Auffällig hierbei ist auch wieder, das junge Beschäftigte in unterer und mittlerer Führungsebene sich eher gefährdet sehen. Ein weiterer Faktor hierfür ist, dass die untere bzw. mittlere Ebene von oberer Ebene und gleichzeitig von seinen Mitarbeitern Input bekommt.[30]

Fast die Hälfte, genauer gesagt 41%, der Führungskräften sehen Burnout als eine Schwäche. Rund 26% finden, das Burnout ein Zeichen von Engagement ist.[31]

Zusammenfassend lässt sich sagen, dass die Kohorte der Führungskräfte eine Risikogruppe ist. Bei vielen steht Dauerstress auf dem Tagesplan. Man übernimmt Verantwortung für andere Menschen - seine Mitarbeiter -, muss das Unternehmen voran treiben und seine Ziele erreichen. In der aufgeführten Studien nehmen rund die Hälfte der Führungskräfte Aufgaben und Themen nach Feierabend gedanklich mit nach Hause und können nicht abschalten. Um den Stress zu bewältigen, sucht man dann eventuell aktiv nach einer Lösung und beginnt zu arbeiten. Genügt der Führungskraft auf Dauer die Zeit auf der Arbeit nicht, kann dies zur Erschöpfung führen - der Prozess der Entstehung eines Burnouts beginnt.

Besonders auffällig sind die jungen Manager in unterer und mittlerer Ebene. Neben all den aufgeführten Aspekten, herrscht zudem Leistungsdruck. Sie möchten die Top-Manager überzeugen, denn es ist das Ziel oben anzukommen. Das heißt: Hohes Engagement zeigen. Auf der anderen Seite haben diese Führungskräfte mittlerer Ebene auch schon Mitarbeiter unter sich und tragen Verantwortung.

In der Praxis ist zu beobachten, dass der eine jahrelang mit Freude unter dem Zeitdruck arbeiten, die Aufgaben erledigen und seinen Verpflichtungen als Führungskraft nachge-

---

[30] Vgl. *Hernstein Institut für Management und Leadership*, Studie Burnout, 2017, S. 8.

[31] Vgl. *Hernstein Institut für Management und Leadership*, Studie Burnout, 2017, S. 12.

hen kann, während der andere verzweifelt. Bei diesem Phänomen spielt die persönliche Resilienz eine Rolle. Es handelt sich um die individuelle Belastbarkeit, welche von persönlichen Faktoren abhängt.

3. Vermeidung eines Burnout bei Führungskräften in der Praxis

3.1 Erkennen von Anzeichen

Woran erkennt man einen Burnout? Bei Führungskräften ist das Erkennen von Anzeichen besonders schwer, da diese in der Regel versuchen die Symptome durch noch mehr Engagement zu kompensieren. Diese Kohorte blendet Anzeichen bei sich selbst aus und erfreut sich an dem Lob, welches sie bekommen, wenn sie weiterhin volle Leistung erbringen.[32]

Somit wären wir bei den ersten Anzeichen: Erhöhte Leistungsbereitschaft und Energieaufwendung und das Streben nach Anerkennung. Die Betroffenen stellen ihre Bedürfnisse zurück und stürzen sich noch mehr in die Arbeit. Weitere mögliche Anzeichen wie Erschöpfung, Müdigkeit, grippale Infekte und depressive Verstimmung werden ignoriert. Die eigenen Anforderungen werden immer höher. Es entwickelt sich ein Streben nach Perfektionismus. Da die betroffene Führungskraft nicht auf seinen Körper hört, erholt er sich von der Ermüdung nicht. Der Stress hat weitere psychosomatische Erkrankungen zur Folge: Es kann zu Schlafstörungen und Tagesmüdigkeit kommen. Der Betroffene erreicht das Gegenteil: Statt perfekt erledigte Aufgaben und das Erfüllen von Anforderungen, treten vermehrt Fehler auf. Die sonst zuverlässige Führungskraft verändert sich. Der Betroffene vergisst Termine und verliert an Energie und an Leidenschaft für seine Arbeit. Zudem kann er weder seine eigenen noch die Anforderungen anderer erfüllen. Er ist enttäuscht und wirkt gereizt. Ein weiteres zu beobachtendes Anzeichen kann erhöhter Konsum von Genussmitteln, beispielsweise Kaffee, Nikotin oder Alkohol sein.[33]

---

[32] Vgl. *MeinePsyche,* Burnout bei Führungskräften, 2019, o. S.

[33] Vgl. *Deutscher Bundesverband für Burnout-Prophylaxe und Prävention e.V.,* Burnout rechtzeitig erkennen, 2014, o. S.

Da der Betroffene weiterhin Anzeichen des eigenen Körpers ignoriert, verzerrt sich seine Realität. Früher schöpfte er aus seinen sozialen Kontakten Energie, nun zieht er sich zurück und sieht den Kontakt als Belastung an. Seine früheren Leidenschaften kommen ihm unwichtig vor. Er zieht sich zurück und man kann deutlich eine Veränderung an seinem Verhalten erkennen. Er ist weder für seine Familie, noch für seine Mitarbeite zugänglich und ist schnell gereizt. Er stellt sich selbst und seine Persönlichkeit in Frage. Er fühlt eine innere Leere, welche zu Depressionen führen kann. Es entwickelt sich ein Widerstand gegen die Arbeit. Morgens aufstehen wird zur größten Hürde. Man fühlt völlige Überforderung schon bei den leichtesten alltäglichen Aufgaben.[34]

Erkennt man erste Anzeichen als Führungskraft bei sich selbst oder bei anderen ist schnelles Handeln angesagt, denn es handelt sich um einen schleichenden ernstzunehmenden Prozess. Es ist wichtig, sich einzugestehen, dass es einem nicht gut geht und man einen Gang runter schalten muss. Mögliche Maßnahmen sind z.B. Delegieren von Aufgaben und Einreichen von Urlaub. Ziel ist es, sich im Urlaub vollständig zu erholen und nicht an die Arbeit zu denken. Man sollte das Delegieren von Aufgaben nicht nur auf die Arbeit beziehen. Belastende Aufgaben im Privatleben sollte man von Angehörigen erledigen lassen. Des Weiteren helfen sportliche Aktivitäten und Yoga, eine innere Balance wieder herzustellen.[35]

3.2 Präventionen

Die Ursachen des Burnouts sind ein Zusammenspiel aus situativen und persönlichen Faktoren. Diese müssen identifiziert und im Rahmen gehalten werden. In die situativen Gegebenheiten spielen vor allem die Stressoren mit ein. Um besser mit ihnen umgehen zu können und sie so gering wie möglich zu halten, kann man eine ressourcenorientierte Stressanalyse durchführen. Identifiziert man die Stressoren regelmäßig, kann nach Lösungsansätzen gesucht werden. Hat die Führungskraft beispielsweise immer Zeitdruck? Können Aufgaben eventuell delegiert oder automatisiert gelöst werden? Oder verfügt

---

[34] Vgl. *Die Gesundheitsmanager,* Burnout-Vermeidung für Unternehmen, o. J., o. S.

[35] Vgl. *MeinePsyche,* Burnout bei Führungskräften, 2019, o. S.

die Führungskraft über kein gutes Zeitmanagement und benötigt Unterstützung z.B. durch Schulungen? Die Stressanalyse kann jedoch nur von Führungskräften angenommen werden, die noch nicht wirklich betroffen sind oder am Anfang des Prozesses stehen. Es handelt sich um eine reine Prävention. Mögliche Stressoren können, neben Zeitdruck, Kommunikations- bzw. zwischenmenschliche Probleme sein, zu hohe Anforderungen in der Qualität, zu lange Arbeitszeiten oder zu geringer Handlungsspielraum sein. Neben dem Stress, sollte man auch seine Ressourcen bei der Analyse definieren, um diese dann sinnvoll einzusetzen oder eben auch zu erkennen, an welcher Stelle Ressourcen fehlen. So kann es zum Beispiel sein, dass ich zu wenig Mitarbeiter habe.[36]

Neben den situativen Gegebenheiten können persönliche Faktoren einen Burnout begünstigen, jedoch auch verhindern. Zu hohe Anforderungen und unrealistische Zielsetzungen rufen Stress hervor und sind belastend. Damit die Führungskraft daran nicht verzweifelt, muss sie diese stets überdenken und realistisch planen. Das kann durch Hilfe anderer gelingen und durch einen strukturierten Tagesablauf. Wenn man beispielsweise eine realistische Monatsplanung zur Zielerreichung mit genügend Puffer und Pausen erstellt, kann der Druck genommen werden und bei Erreichung wird man intrinsisch sowie extrinsisch belohnt. Die Grundbedürfnisse werden befriedigt.[37]

Es gilt, persönliche Ressourcen, die einem bei der Stressbewältigung helfen, zu stärken. Man kann Methoden zur Entspannung erlernen und regelmäßig anwenden. Beliebte Methoden, um Geist und Körper zu vereinen und einer innere Balance herzustellen, sind beispielsweise Yoga und Meditation. Eine innere Unruhe und ein Ungleichgewicht begünstigen hingegen einen Burnout.[38]

Des Weiteren hilft der Ausgleich mit einem Sport, den man leidenschaftlich gerne verübt und bei dem Abschalten kann. Hierbei sollte man jedoch keinen Leistungsdruck verspüren. Generell gilt, dass man Spaß haben, sich mit seinen Liebsten umgeben und nicht ständig an die Arbeit denken soll. Nur so wird man wirklich erfolgreich. Die Führungs-

---

[36] Vgl. *Greif, S.*, Konzepte im Coaching, 2018, S. 58.

[37] Vgl. *Angele, C.*, Burnout Prävention, o. J., o. S.

[38] Vgl. *Therapie.de*, Burnout vorbeugen, o. J., o. S.

14

kraft sollte sich mindestens einen Tag frei in der Woche und regelmäßig Urlaub zur Erholung von einer möglichen Erschöpfung gönnen. Startet man dann gestärkt und motiviert in den Arbeitsalltag, wird dies positive Auswirkungen auf die Mitarbeiter und auf die eigene Konzentration und Kreativität haben.[39]

Darüberhinaus besteht eine Korrelation zwischen Schlaf und Belastungen auf der Arbeit sowie Stress. Schlafstörungen sind ein Anzeichen des Burnouts und können ihn zusätzlich begünstigen.[40] Man sollte sich als Führungskraft ausreichend und erholsamen Schlaf gönnen. Damit dies besser gelingt, kann man sich passende Abendrituale aneignen. Beispielsweise einen Spaziergang abends, das Handy und TV frühzeitig ausschalten und eine Lektüre lesen, aufgrund der Verdauung nichts mehr kurz vor dem zu Bett gehen essen und so weiter. Auch bestimmte Gerüche wie z.B. von Lavendel können und Mediation können dafür sorgen, dass man zur Ruhe kommt.[41]

3.3 Handlungsempfehlungen für Unternehmen

Für Unternehmen ist zu empfehlen ein Gesundheitsmanagement einzuführen, welches sich mit solchen Thematiken auseinandersetzt. Eine wesentliche Rolle für die Vorbeugung eines Burnouts spielt die Work-Life-Balance. Es gilt für Unternehmen darauf zu achten, dass die Führungskräfte sowie auch andere Mitarbeiter in ihren persönlichen Ressourcen gestärkt und die situativen Gegebenheiten angepasst werden. Auf die persönlichen Aspekte kann das Gesundheitsmanagement mit persönlichen, anonymen Befragungen eingehen. Das Unternehmen muss regelmäßig über die Symptome und Folge eines Burnouts aufklären. Ist den Führungskräften diese ernstzunehmende Krankheit bewusst, werden sie besser auf sich Acht geben.[42]

Des Weiteren sollte ein Unternehmen regelmäßig Coachings für eine ressourcenorientierte Stressanalyse durchführen. Die alleinige Durchführung eines solchen Workshops

---

[39] Vgl. *Therapie.de*, Burnout vorbeugen, o. J., o. S.

[40] Vgl. *Greif, S.*, Konzepte im Coaching, 2018, S. 59f.

[41] Vgl. *Therapie.de*, Burnout vorbeugen, o. J., o. S.

[42] Vgl. *Keiser, St.*, Work-Life Balance, 2010, S. 111ff.

gibt den Managern neue Hoffnung und Energie. Das Unternehmen sollte die Verbesse-
rungsvorschläge der Führungskräfte daraufhin ernst nehmen und umsetzen.[43]

Des Weiteren sollten Workshops für die persönliche Resilienz und Entspannung durchgeführt werden, denn die Stressoren kann man nicht vollständig vermeiden. Dafür kann
das Unternehmen Rückzugsoasen bilden. Im Prozess der Stressbewältigung sucht man
Hilfe bei seinen sozialen Kontakten - es ist hilfreich hierfür die Teambildung zu
fördern.[44]

Gibt man seiner Führungskraft genügend Kontrolle und Handlungsspielraum und
gleichzeitig die benötigt soziale Unterstützung, ist ein Großteil der Grundbedürfnisse
befriedigt und er wird viel leisten und motiviert sein. Diese Leistung sollte dann gelobt
werden, um weiter auf die Grundbedürfnisse einzugehen.

4. Fazit

Bei einem Burnout handelt es sich um eine ernstzunehmende Krankheit, welche unter
Anderem durch nicht zu bewältigenden Stress auf der Arbeit ausgelöst wird. Insbesondere hat das Burnout schwere psychische sowie physische Folgen. Es dauert lange bis
Betroffenen zurück in den Alltag finden. Durch die Digitalisierung verschwimmen Pri-
vates und die Arbeit zunehmend. Als Führungskraft nimmt man seinen LapTop nach der
Arbeit mit nach Hause, beantwortet E-Mails und nimmt Anrufe nach Feierabend entge-
gen. Das kann ein Grund dafür sein, dass immer mehr erkranken.

Führungskräfte sind besonders gefährdet, da viele Anforderungen an sie gestellt werden.
Vor allem jüngere Führungskräfte auf unterer Management Ebene sind permanentem
Stress ausgesetzt, da sie noch mehr leisten möchten, als gefordert, um aufzusteigen. Auf
der anderen Seite haben sie jedoch schon Personal unter sich und müssen diese erfolgreich führen.

---

[43] Vgl. *Greif, S.,* Konzepte im Coaching, 2018, S. 58f.

[44] Vgl. *Keiser, St.,* Work-Life Balance, 2010, S. 111ff.

Zu diesen situativen Gegebenheiten auf der Arbeit fließen noch familiäre Verhältnisse mit ein. Wenn man sich ständig mit der Arbeit beschäftigt, kann es zu Rollenkonflikten mit der Familie kommen. Hinzu kommen die eigenen Anforderungen und Ziele. Sind diese unrealistisch gesetzt, kann das zu noch mehr Stress, Verzweiflung und Erschöpfung führen.

Um dem entgegenzuwirken sollte man Führungskräfte aufklären. Als Unternehmen trägt man die Verantwortung für die Gesundheit seiner Mitarbeiter. Schließlich verbringen diese die meiste Zeit mit der Arbeit. Regelmäßige Workshops, um die persönliche Resilienz der Mitarbeiter zu stärken, können dabei helfen einen Burnout zu verhindern. Insbesondere Yoga und Meditation sowie sportliche Aktivitäten können der Führungskraft helfen eine innere Balance zu finden.

Gibt man seinen Führungskräften Hoffnung und geht auf individuelle Bewältigung der situativen Gegebenheiten ein, kann man maximale Leistung erwarten. Erwartet man als Unternehmen zu viel und geht auf Probleme der Führungskräfte nicht ein, kann man keine Glanzleistung erwarten. Empfindet ein Mitarbeiter großen Stress, trotz gestärkten persönlichen Faktoren, sollte man das auf keinen Fall ignorieren. Man muss als Unternehmen auch damit rechnen, dass die Mitarbeiter Anzeichen eines Burnouts selbst nicht merken oder es sich nicht eingestehen wollen. Es gilt das Gesundheitsmanagement für solche Fälle zu sensibilisieren und Hilfestellung zu leisten.

Das der Begriff modisch geworden ist, zeigt die zunehmende Relevanz. Im Wandel der Zeit sind in der Wirtschaft mehr und komplexe Aufgaben hinzugekommen. Jedoch zeigt es auch die Entwicklung des Menschen. Es ist wichtig, sich mit solchen psychischen Warnsignalen zu beschäftigen und nicht bis zur physischen Erkrankung zu warten.

5. Literaturverzeichnis

Bücher

Schmidt, Franziska (Burnout und Arbeitsengagement, 2011): Burnout und Arbeitsengagement bei Hochschullehrenden - Der direkte und interagierende Einfluss von Arbeitsbelastungen und ressourcen, Wiesbaden: Springer, 2017

Storch, Maja; Storch, Johannes; Ulbrich, Dieter (Burnout ade, 2018): Burn-out, ade -
Wie ein Strudelwurm den Weg aus der Stressfalle zeigt, 1. Auflage, Bern: Hofgrefe,
2018

Hofmann, Eberhardt (Wo brennt es beim Burnout?, 2015): Wo brennt es beim Burnout?
- Eine passungspräventive Sichtweise zur Analyse und Vermeidung von Burnout, 1.
Auflage, Wiesbaden: Springer, 2015

Schuh, Horst; Litzcke, Sven; Pletke, Matthias (Burnout am Arbeitsplatz, 2013): Stress,
Mobbing und Burn-out am Arbeitsplatz: Umgang mit Leistungsdruck – Belastungen im
Beruf meistern, 6. Auflage, Berlin Heidelberg: Springer, 2013

Schermann, Ulrich (Stress und Burnout in Organisationen, 2015): Stress und Burnout in
Organisationen - Ein Praxisbuch für Führungskräfte, Personalentwickler und Berater, 1.
Auflage, Berlin Heidelberg: Springer, 2015

Grawe, Klaus (Neuropsychotherapie, 2004): Neuropsychotherapie, 1. Auflage, Göttin-
gen: Hogrefe, 2004

Greif, Siegfried; Möller, Heidi; Scholl, Wolfgang (Konzepte im Coaching, 2018): Hand-
buch Schlüsselkonzepte im Coaching, 1. Auflage, Berlin Heidelberg: Springer, 2018

Keiser, Stephan; Ringsltetter, Max Joseph (Work-Life Balance, 2010): Work-Life Balance - Erfolgversprechende Konzepte und Instrumente für Extremjobber, 1. Auflage,
Berlin Heidelberg: Springer, 2010

Internetquellen

Hillert, Andreas; Voderholzer, Ulrich (Ursachen Burnout, o. J.): Burnout-Syndrom: Ursachen, https://www.neurologen-und-psychiater-im-netz.org/psychiatrie-psychosomatik-psychotherapie/erkrankungen/burnout-syndrom/ursachen/, Zugriff am 15.04.2020

Maslach, Christina (Fragebogen Burnout, 1986): Maslach-Burnout Inventory - Burnout Selbsttest, https://www.hilfe-bei-burnout.de/wp-content/uploads/2014/09/Maslach-Burnout-Selbsttest-PDF.pdf, Zugriff am 17.04.2020

Wiebel, Franziska (Grundbedürfnisse, 2017): Psychische Grundbedürfnisse - was wir wirklich brauchen, https://www.fwiebel.de/2016/12/13/psychische-grundbedürfnisse-was-ist-das/, Zugriff am 18.04.2020

Toppharm Apotheke (Verlauf Burnout, o. J.): Burn-out, https://www.toppharm.ch/krankheitsbild/burn-out, Zugriff am 18.04.2020

Hernstein Institut für Management und Leadership (Studie Burnout, 2017): Burn-out: Sind ausgeglichene Work-Life-Balance und Resilienz die Antwort?, https://www.hernstein.at/fileadmin/user_upload/HMR/HMR_4_2017__Burn-out_Work-Life-Balance.pdf, Zugriff am 19.04.2020

Hetzer, Daniel (Führung, 2020): Führung - Die 8 Rollen einer Führungskraft, https://www.business-wissen.de/artikel/fuehrung-die-8-rollen-einer-fuehrungskraft/, Zugriff am 21.04.2020

Experteer (Eigenschaften Führungskraft, 2018): Die 8 wichtigsten Eigenschaften einer guten Führungskraft, https://www.experteer.de/magazin/die-wichtigsten-eigenschaften-einer-guten-fuehrungskraft/, Zugriff am 21.04.2020

MeinePsyche (Burnout bei Führungskräften, 2019): Burnout bei Führungskräften, https://meinepsyche.de/burnout-bei-fuehrungskraeften/, Zugriff am 22.04.2020

Deutscher Bundesverband für Burnout-Prophylaxe und Prävention e.V. (Burnout rechtzeitig erkennen, 2014): Burnout rechtzeitig erkennen - auf diese Warnsignale sollte man achten, https://www.dbvb.org/burnout-rechtzeitig-erkennen---auf-diese-warnsignale-sollte-man-achten, Zugriff am 21.04.2020

Die Gesundheitsmanager (Burnout-Vermeidung für Unternehmen, o. J.): Burnout-Vermeidung für Unternehmen, https://www.gesundheitsmanagement24.de/praxisleitfaeden-checklisten/praxisleitfaden-burnout-praevention/, Zugriff am 22.04.2020

Therapie.de (Burnout vorbeugen, o. J.): Burnout vorbeugen - Alltagsratgeber für mehr Lebensgenuss und Ruhe, https://www.therapie.de/psyche/info/index/diagnose/burnout/praevention/, Zugriff am 22.04.2020

Angele, Christian (Burnout Prävention, o. J.): Burnout Prävention, https://www.hilfe-bei-burnout.de/burnout-praevention/, Zugriff am 22.04.2020

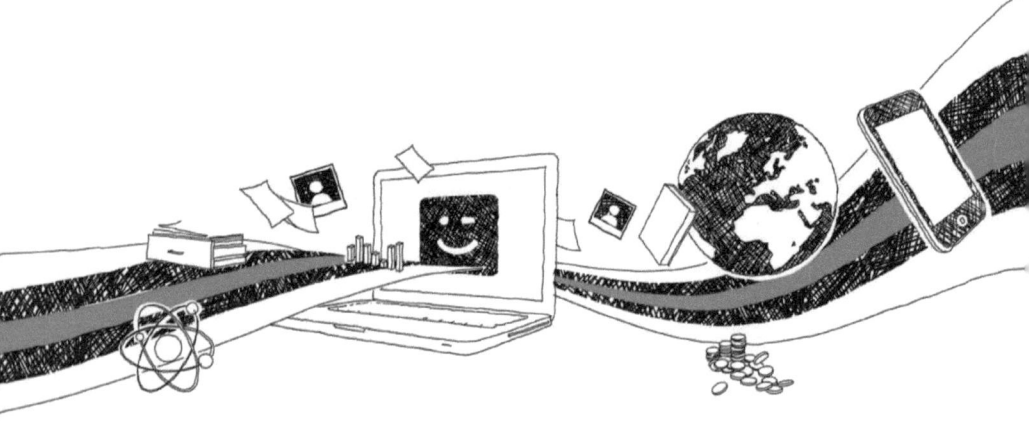
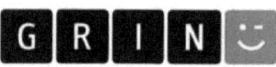